AF503738

NOTICE

SUR LES

EAUX MINÉRALES DE KISSINGEN

(BAVIÈRE)

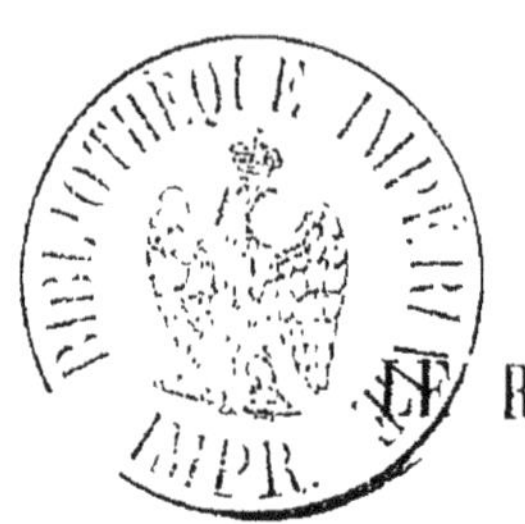

PLUS PARTICULIÈREMENT

LE RAKOCZY ET LE BITTERWASSER

PARIS
IMPRIMERIE DE GEORGES KUGELMANN
13, RUE GRANGE-BATELIÈRE, 13.

1861

EAUX MINÉRALES

DE

KISSINGEN

Topographie et Historique de Kissingen.

Kissingen est une charmante petite ville de 2,500 habitants, située dans la basse Franconie, près de Wurzbourg, au fond d'une vallée très pittoresque qu'entourent des monticules en pentes douces dont on admire la verdure et les vignobles. Au centre de cette vallée et à peu de distance des sources coule la Saale : ses rives sont bordées de jardins, de parcs et d'avenues ombragées qui représentent autant de délicieuses promenades. Que dire des environs de la ville, de sa riche végétation et de son terrain si heureusement accidenté? Kissingen ne le cède, sous ce rapport, à aucune résidence thermale. Enfin, les salons de l'établissement sont admirablement disposés pour les concerts, les fêtes et les représentations théâtrales, dont l'exécution a été confiée aux artistes les plus célèbres.

Il est reconnu que le climat de la vallée est un des plus salubres de la Franconie qui, elle-même, rappelle les contrées les plus heureuses, tant par la douceur et l'égalité de sa température, que par la pureté si parfaite de son atmosphère.

L'existence de Kissingen remonte à une haute antiquité. Ainsi il est hors de doute que c'est à ses salines que s'applique le passage des ANNALES de Tacite, dans lequel il décrit le combat des Hermondures et des Cattes (l'an 59 avant J. C.) et désigne cette partie de la Germanie comme ayant des sources très fertiles pour la production du sel. » *Flumen gignendo sale fœcundum*. Quant aux eaux minérales, leur réputation est au contraire toute moderne. Et cependant elles se sont placées d'emblée au premier rang des sources les plus célèbres de l'Europe, et comptent chaque année dans leur clientèle les personnages les plus illustres. Qu'il nous suffise de citer, parmi les nombreux souverains qui les ont honorées de leur présence, l'empereur et l'impératrice de Russie, le roi de Bavière, le roi de Grèce et le roi de Wurtemberg.

Sources Minérales.

Ces sources sont au nombre de cinq principales. Trois se trouvent dans l'intérieur même de la ville : les deux autres aux salines.

SOURCES MINÉRALES SITUÉES DANS LA VILLE.

Ce sont : le Rakoczy, le Pandur et le Maxbrunn. Température, 10 à 11° C. Ces sources jaillissent au milieu d'une très-jolie place, et ont été captées chacune dans un puits d'où l'eau s'échappe en bouillonnant à travers des cailloux arrondis et des pierres basaltiques. Cette eau a une limpidité parfaite et n'exhale aucune odeur : sa saveur, franchement acidule et salée, laisse un arrière goût un peu amer qui n'a rien de désagréable. Exposée à l'air, elle dépose un sédiment jaune rougeâtre.

Tels sont les caractères communs à ces trois sources. Un mot maintenant plus particulièrement sur chacune.

1° Rakoczy.

Cette source, la plus importante de Kissingen, et la première peut-être de toute l'Allemagne, a été reconnue et analysée par M. Liebig. Voici, d'après l'illustre chimiste, quelle est sa composi on pour 1,000 grammes d'eau :

	Litres.
Gaz acide carbonique	2,282
	Grammes.
Chlorure de sodium	5,2713
— de potassium	0,5024
— de lithium	0,0207
— de magnésium	0,5777
Bromure de sodium	0,0029
Azotate de soude	0.0032
Sulfate de magnésie	0,8968
— de chaux	0,5765
Carbonate de magnésie	0,0340
— de chaux	1,3926
— de fer	0,0589
Phosphate de chaux	0,0862
Silice	0,0195
	9,4427

Il suffit de jeter les yeux sur cette analyse pour voir que l'eau du Rakoczy est aussi remarquable par la nature et le nombre des éléments fixes qui la constituent que par leur extrême abondance. Elle ne l'est pas moins par ses propriétés médicinales. Et, à cet égard, nous ne saurions mieux faire que de reproduire les appréciations de M. le docteur Constantin James, dont le *Guide aux eaux* a d'autant plus d'autorité aux yeux des malades et des médecins, que l'auteur a visité lui-même tous les Bains de la France et de l'étranger, et que la spécialité de ses consultations l'a mis à même, mieux que personne, de comparer leur valeur respective.

Nous empruntons les lignes qui suivent à la cinquième édition de son savant traité qui vient de paraître (1) :

« C'est de grand matin que les malades sont dans l'usage de se rendre à ces sources. Quelle animation et quel mouvement aux abords du Rakoczy ! La balustrade qui l'entoure est littéralement assiegée. La plupart des malades boivent l'eau telle qu'elle est puisée au griffon ; d'autres, après en avoir évaporé une partie du gaz, en plongeant leur verre dans de l'eau chauffée sur de petits fourneaux disposés près de la source. Chacun va ensuite arpenter à grands pas les allées du parc ou les longues et belles galeries du Kursaal, pour revenir, au bout de quinze à vingt minutes, boire un nouveau verre. Ceci dure environ deux heures, pendant lesquelles vous diriez presque, à la diversité des allures et des idiomes, que toutes les nationalités se sont donné rendez-vous à Kissingen.

» Le soir, de six à huit heures, même affluence à peu près ; seulement c'est le Pandur qui défraye les buveurs. Si l'on donne la préférence à cette dernière source, c'est qu'étant moins active, elle n'agite pas le sommeil, comme le ferait le Rakoczy.

» La dose à laquelle on boit ces eaux n'a rien de bien fixe : elle est le plus ordinairement de trois à six verres le matin, et de deux à quatre le soir ; mais on n'y arrive que graduellement. En règle générale, on ne doit boire que la quantité d'eau minérale que l'estomac digère sans aucune difficulté.

» Les eaux de Kissingen, et ceci s'applique surtout au Rakoczy, sont des eaux laxatives et essentiellement pénétrantes. Leur action, dans les premiers jours, se traduit par une augmentation d'appétit et de force ; mais, à mesure que l'eau minérale est absorbée, à mesure par conséquent que, passant dans le torrent de la circulation, elle se mêle aux divers fluides de l'économie, ses effets tendent à se généraliser. Alors apparaissent tous les phénomènes d'un travail critique et éliminatoire. Les selles de-

(1) *Guide pratique aux eaux minérales françaises et étrangères*, suivi d'Études sur les bains de mer et l'hydrothérapie, et d'un Traité de thérapeutique thermale, par M. Constantin James. Cinquième édition ; 1 fort volume, avec une carte itinéraire des eaux et de nombreuses vignettes gravées sur acier. Paris, 1861 ; Victor Masson et fils, éditeurs, place de l'Ecole-de-Médecine. — Prix : 7 fr. 50.

viennent brunâtres, filantes, bilieuses : l'urine se trouble et précipite des dépôts rapidement putrescibles ; la sécrétion des muqueuses bronchique, génitale et oculaire augmente et s'altère; il en est de même de la transpiration cutanée. Les malades éprouvent également une sorte de prostration physique et morale, et s'alarment de voir reparaître des maux depuis longtemps oubliés, ou même qu'ils pouvaient croire complétement disparus. Mais cette crise, qui se développe d'habitude du premier au second septénaire, ne tarde pas à se dissiper d'elle-même, et la cure reprend ensuite sa marche normale.

» Quant à l'action thérapeutique de ces eaux, elle est tout à fait remarquable. Ainsi elles sont souveraines contre les affections abdominales ; je n'en connais même aucune qui leur soit comparable, toutes les fois qu'il existe un état saburral des premières voies, ou qu'il s'agit de combattre l'atonie et le débilité de l'intestin. Rappelons à ce sujet que les sources de Kissingen contiennent, à côté des sels muriatiques, une notable quantité d'acide carbonique et de fer ; or la présence de ces principes contre-balance avec succès l'action toujours un peu énervante des chlorures.

» On comprend de même pourquoi ces eaux réussissent quelquefois merveilleusement dans les longues convalescences qu'on observe presque toujours à la suite des affections cholériques ou typhoïdes. Souvent, dans ce cas, les eaux ferrugineuses sont trop fortes et les eaux simplement gazeuses trop faibles; l'eau de Kissingen, au contraire, est d'autant mieux supportée qu'elle réunit, par sa minéralisation complexe, tous les caractères essentiels de ces deux eaux, sans en avoir les inconvénients, privilége qu'on est tenté d'attribuer ici à la présence du chlorure de sodium. C'est ce qui a fait dire au docteur Balling, que « le » chlorure de sodium est à la digestion ce que l'oxygène est à » la respiration. »

» Les maladies du foie, surtout les hypertrophies simples, trouvent aussi dans l'emploi des eaux de Kissingen une médication très puissante qui, par ses bons effets, rappelle à certains égards les sources justement célèbres de Vichy. Remarquons toutefois que, si les eaux de ces deux localités méritent au même titre l'épithète de *fondantes*, cette qualification s'applique beaucoup plus aux résultats obtenus qu'au mode d'action de l'eau minérale. Nous savons en effet que Vichy doit en grande partie sa faculté de résoudre les engorgements, à la manière dont il dissocie les matériaux qui en constituent la trame : or Kissingen dissocie également, mais, de plus, il élimine ces mêmes matériaux, par l'activité plus grande qu'il communique à toutes les sécrétions, et en particulier à la sécrétion intestinale. Je crois donc que ce n'est pas tomber dans les errements d'une médecine trop humorale, que de signaler cette action dépurative des eaux de Kissingen comme devant favoriser beaucoup leur action résolvante.

» Ce que je dis ici du foie s'applique aux engorgements de la rate, du pancréas, de l'épiploon et des glandes mésentériques. Il en sera de même pour la matrice et ses annexes. On a été jusqu'à citer des cas de guérison de tumeurs de l'ovaire.

» La goutte est encore une de ces affections contre lesquelles les eaux de Kissingen pourront rendre les plus importants services; seulement vous ne les prescrirez pas indifféremment à tous les goutteux. Vous les réserverez pour ces individus chez lesquels le principe arthritique paraît être répercuté sur les viscères abdominaux : d'où résultent un sentiment de plénitude et de tension du bas-ventre, des douleurs sourdes vers les hypochondres, du ballonnement, des flatuosités, du ténesme, tous les signes, en un mot, de cet état si complexe que les Allemands appellent *vénosité*, les gens du monde *obstructions*, et qu'on attribue généralement à des embarras de circulation dans la veine porte. Les eaux de Kissingen, en donnant plus de ressort aux fibres, plus d'activité aux fonctions, et en faisant reparaître certains flux hémorrhoïdaux, allégent peu à peu les organes auxquels elles restitueront bientôt leur jeu physiologique ; toutefois il est rare que le mieux ne soit pas acheté au prix de quelques souffrances. Presque toujours la goutte, délogée en quelque sorte par l'action centrifuge des eaux, trahira de nouveau sa présence par des douleurs articulaires, dont le caractère subitement aigu ne laissera pas que d'effrayer les malades. Toutefois qu'ils se rassurent : cette crise ne prendra point la proportion d'une véritable attaque, et, loin d'être une complication fâcheuse, elle sera l'indice et le complément de la guérison. »

Nous joindrons à cette liste de maladies indiquées par M. Constantin James les affections utérines, surtout celles que caractérise le dérangement des menstrues, les catarrhes bronchiques et pulmonaires, l'asthme, certaines dermatoses et la plupart des troubles de l'appareil urinaire.

2° Pandur.

Ce sont, chimiquement parlant, les mêmes eaux que le Rakoczy; seulement la quantité de sel qu'elles contiennent est moindre (17 gr. 2104 au lieu de 9 gr. 4427). L'action thérapeutique est également moins prononcée. Aussi le Pandur convient-il surtout aux tempéraments impressionnables. On l'emploie en boisson et en bain, tandis que le Rakoczy ne sert qu'à la boisson.

3° Maxbrunn.

Ce sont des eaux plus gazeuses encore que salines, qui ont la plus grande analogie par leur mode d'emploi et leurs effets avec l'eau de Selters. Beaucoup de malades en font usage aux repas, coupées avec du lait; d'autres vont en boire chaque jour quelques verres à la source, en y ajoutant du lait de chèvre. On peut dire, en thèse générale, que le Maxbrunn est utile dans tous les cas où les eaux gazeuzes sont indiquées, et qu'il agit de même comme tonique, tempérant et diurétique.

— En face du jardin où jaillissent ces sources, est situé le Kurhaus, magnifique bâtiment où les baigneurs trouvent des chambres, des salons et des appartements qui réunissent à une extrême élégance tout le *comfort* de la vie matérielle. Cet édifice offre encore le précieux avantage de posséder des bains parfaitement organisés. L'eau y est apportée par des tuyaux qui la soustraient au contact de l'air et la garantissent contre toute espèce d'altération. Le malade a ainsi le grand avantage de suivre sa cure sans être obligé de sortir de chez soi.

SOURCES MINÉRALES SITUÉES AUX SALINES.

Ce sont le Soolensprudel et le Schœnbornsprudel. Ces deux sources sont artésiennes et froides. La première est distante de la ville d'un kilomètre; la seconde de deux. Un mot sur chacune.

1° Soolensprudel.

Cette source jaillit tout près de la Saale. Son bassin a environ deux mètres de diamètre et cent mètres de profondeur. Rien de plus singulier que son intermittence. « Il y a, dit le docteur » Granville, des sources intermittentes dans toutes les parties » du monde, mais il n'y en a aucune de la nature de celle du » Soolensprudel. En présence de la mystérieuse apparition de » ce phénomène, on ne peut qu'être saisi d'étonnement, et quiconque en a été témoin ne saurait l'oublier. »

Sur l'emplacement même de cette source, le gouvernement de Bavière a fait construire un très bel établissement. On y trouve un arsenal balnéaire des plus complets, tels que douches de toute nature, bains de vapeur, étuves, salles d'inhalation et appareils d'hydrothérapie. Enfin, le même établissement renferme des bains de boue, ainsi que toutes les variétés possibles de bains et douches de gaz acide carbonique.

2° Schœnbornsprudel.

Cette source, très peu distante de la première, offre à peu près les mêmes intermittences. Elle appartient comme elle à la classe des eaux salines chlorurées, et, comme elle aussi, a une valeur autant industrielle que médicale par le sel marin qu'on en extrait. Mais ce qui donne aujourd'hui à ces deux sources une importance hors ligne, c'est le Bitterwasser sur lequel M. Liebig a le premier appelé l'attention. Laissons parler l'éminent chimiste.

BITTERWASSER.

« Lors de ma visite à la saline de Schœnborn, je fus, dit-il, » tout particulièrement frappé par l'aspect d'un bloc de sel cristallisé dont la forme et la composition me rappelaient un bloc » semblable que j'avais aperçu dans la Soole de Friedrichshall. » Ceci me fournit l'occasion de faire une analyse comparative » de l'eau de la source de Schœnborn et de la Soole de Fried-

» richshall; or, leur composition m'offrit une identité aussi » complète que si les deux sources provenaient d'une même ori- » gine.

» La règle suivie pour obtenir le Bitterwasser de Kissingen » est exactement la même que celle suivie à Friedrichsall, avec » cette seule différence, peut-être, que la première, par une pré- » paration plus sévère et simplifiée, garde toutes ces qualités en » la conservant, tandis qu'après les analyses du docteur Kreutz- » berg et Bauer et de moi-même, il serait difficile de soutenir la » même chose pour la dernière.

» Pour faciliter la comparaison, je donne ci-dessous, livre par » livre, la composition des deux Bitterwasser et leurs éléments » les plus efficaces :

	Kissingen.		Friedrichshall.
Sulfate de soude.	46,5	—	46,51
— magnésie.	39,5	—	39,555
Chlorure de sodium.	61,1	—	61,102
— magnésium	30,2	—	30,252

» Le Bitterwasser de Kissingen contient de plus tous les autres » sels qui existent à doses fractionnées dans les eaux de Fried- » richshall. Tels sont : le chlorure d'ammonium, le sulfate de » potasse, les sulfate et carbonate de chaux et de magnésie, etc. » Ces deux eaux ne renferment pas de fer. »

D'après l'analyse chimique de M. Liebig sur l'eau de Kissingen, il était facile de prévoir que ses effets seraient identiquement pareils à ceux de l'eau de Friedrichshall. Malgré cela, le gouvernement n'a pas voulu admettre ce médicament avant que de nombreux et sérieux essais n'eussent été faits. Dans cette intention, on envoya dans plusieurs hôpitaux royaux de l'eau de Kissingen avec l'ordre d'observer son application dans les cas où l'on se sert habituellement de l'eau de Friedrichshall et de rendre compte de l'effet obtenu.

Les résultats des observations que nous transmettons plus bas ont démontré jusqu'à l'évidence l'identité parfaite de ces deux eaux.

CERTIFICATS DES MÉDECINS DES HOPITAUX.

Hôpital d'Augsbourg. — L'eau de Kissingen est, comme celle de Friedrichshall, douce et efficace. La dose nécessaire, les symptômes et l'effet du médicament sont les mêmes chez les deux eaux. L'eau de Kissingen peut donc toujours remplacer l'eau de Friedrichshall partout où cette dernière doit produire une légère purgation.

Dr F. Muller,
Médecin en chef de l'hôpital.

Hôpital de Bamberg. — Si je dois rendre un jugement sur l'eau de Kissingen que j'ai employée ici, il sera que cette eau n'a pas un goût désagréable, qu'il n'en résulte pas de dérangement et que, prise en dose convenable, elle est un purgatif efficace, libre de toute action nuisible, sans provoquer de la fatigue des intestins. Il n'y a donc aucun doute que l'eau de Kissingen puisse remplacer celle de Friedrichshall.

Dr Gleattemann,
Médecin en chef.

Hôpital de Frankenthal. — Les principaux résultats des expériences sont : que l'eau de Kissingen a à peu près la même action que l'eau de Pullna, qu'elle ne provoque aucun dérangement ni aucune douleur dans la digestion et qu'elle n'échauffe pas. Les malades la préfèrent à toute autre à cause de son bon goût, surtout à celle de Pullna.

Dr Bettinger,
Médecin en chef du canton.

Hôpital de Kissingen. — Les résultats des expériences de l'eau de Kissingen sont parfaitement analogues à ceux de l'eau de Friedrichshall.

Dr Erhard,
Conseiller royal, médecin des Bains
et des Tribunaux.

Hôpital de Munich. — Les expériences ont démontré que l'action est la même chez l'eau de Kissingen et celle de Friedrichshall.

Dr de Giett,
Professeur.

Par les expériences faites, il a été démontré que l'eau de Kissingen peut être mise, par son action, sur le même rang que l'eau de Friedrichshall et qu'elle est même peut-être préférable, à cause d'un goût plus agréable.

Dr Horner,
Directeur, professeur.

Les expériences faites ont démontré que :

1° L'eau de Kissingen, prise par dose de 6—12 onces, est un purgatif très doux, qui ne fatigue nullement l'estomac ni les intestins ;

2° Elle est impropre dans des cas où l'on désire une diarrhée abondante.

3° Pour son action, elle est complétement identique à celle de l'eau de Friedrichshall; qu'elle peut parfaitement remplacer.

Dr de Pfeufer,
Médecin en chef.

Les expériences ont prouvé que les effets des eaux de Kissingen et de Friedrichshall sont les mêmes et que, par conséquent, la première peut être substituée à la seconde.

Dr de Rothmund,
Professeur.

Hôpital de Nuremberg. — Pour faire nos expériences sur l'eau de Kissingen, nous avons d'abord choisi le cas où l'on employait l'eau de Friedrichshall, et il a été démontré qu'elle peut être substituée à cette dernière sous le rapport médical, mais qu'elle est préférable quant au goût.

Elle s'emploie aussi efficacement pour un usage continuel que pour un usage momentané.

Dr L. Geist,
Médecin en chef.

Hôpital de Ratisbonne. — D'après les expériences faites, il est certain que l'eau de Kissingen est un purgatif très doux et que son action est analogue à celle de l'eau de Friedrichshall à laquelle on peut la substituer.

Dr Fr. J. Schuch,
Médecin en chef.

Hôpital Jules à Wurzbourg. — Appuyé sur les expériences faites, nous pouvons donner les résultats suivants :

1° L'eau de Kissingen égale à peu près toutes les eaux amères étrangères ;

2° Prise à une dose journalière d'un litre à un litre et demi, elle forme un purgatif d'un goût pas trop désagréable et ne provoquant ni vomissements ni coliques ;

3° L'eau de Kissingen possède toutes les qualités des eaux étrangères, surtout de celle de Friedrichshall qui, en ces derniers temps a joui d'une grande réputationj ustement acquise.

Dr de Marcus,
Médecin en chef.

Le soussigné a souvent employé le Bitterwasser de Kissingen avec grand avantage à des malades qui ont souffert des affections chroniques de l'estomac et des intestins. Cette eau, purgative par excellence, ne dérange pas du tout la digestion, et, d'ailleurs, n'a pas un goût désagréable.

Dr Ullrich,
Médecin de l'hôpital de
Sainte-Hedwige.

Hôpital de Berlin. — Par bien des essais faits avec le Bitterwasser de Kissingen, il a été démontré qu'il est parfaitement analogue à l'eau amère de Friedrichshall, à laquelle on le préfère à cause de son meilleur goût.

Dr Herzberg,
Médecin en chef.

J'atteste par ceci, que l'action du Bitterwasser de Kissingen, pris en dose de 4 à 10 onces, selon l'âge et la constitution du malade, est comme purgatif aussi douce qu'efficace.

On l'emploie dans tous les cas où on ordonne les Eaux amères, elle s'emploie aussi pour un usage continuel que pour un usage momentané, qui d'ailleurs peut-être préférée aux autres eaux amères à cause de son meilleur goût.

Elle ne provoque ni vomissements, ni coliques, ni dérangements de la digestion même par un emploi continuel.

Cobourg, près de Friedrichshall,
le 31 Mai 1861.

Dr C. G. Schiegnitz,
Conseiller de santé en chef référendaire
des affaires de médecine auprès
du ministère ducal.

Enfin, nous ne saurions mieux clore la liste de ces imposantes autorités qu'en reproduisant l'opinion du docteur Constantin James. Voici dans quels termes s'exprime ce savant hydrologue, si parfaitement désintéressé dans la question :

« ..... Les résultats thérapeutiques justifièrent pleinement les pré-
» visions de la chimie. Ainsi, il est hors de doute que le Bitterwasser
» de Kissingen purge aussi franchement, aussi doucement et à aussi
» petites doses que les eaux de Friedrichshall, Sedlitz et Pullna.
» Comme sa saveur est moins désagréable et son prix moins élevé,
» on lui donne généralement aujourd'hui la préférence (1). »

(1) *Op. cit.*, page 310.

TRANSPORT.

Les eaux de Kissingen se conservent plusieurs années en cruchons et en bouteilles sans éprouver, soit dans leur composition chimique, soit dans leur action médicinale, la moindre altération appréciable. Sous ce rapport, nous croyons avoir porté au plus haut degré de perfection possible tout ce qui se rattache à l'expédition de ces eaux. C'est ce qui explique pourquoi, sans publicité comme sans réclame, par le seul fait de leur valeur intrinsèque, le Rakoczy et le Bitterwasser de Kissingen sont devenus d'un usage aussi universel.

Ces eaux s'expédient :

Les sources du ***Rakoczy****, du* ***Pandur*** *et du* ***Maxbrunn****,* en cruchons ronds à anse :

Le cruchon. . . . . 1 fr. 25 c.
Le demi-cruchon. . . . . » 75

Et celles de la source de BITTERWASSER, en cruchons carrés.

Prix. . . . . 1 fr.

Adresser les demandes à M. d'Esebeck, gendre et successeur de Guitel, entrepositaire et correspondant direct de la source de Kissingen.

12, Rue Jean-Jacques-Rousseau, à Paris.

ENTREPOT CENTRAL

DES

Eaux Minérales Françaises et Étrangères.

d'ESEBECK, Gendre et Successeur de GUITEL,

Correspondant direct de toutes les Sources,

12, Rue Jean-Jacques-Rousseau, à Paris.

TARIF A PRIX RÉDUITS

(VERRE COMPRIS)

Réduction de **10 0/0** sur les Eaux non marquées * pour toutes demandes d'au moins **25 Bouteilles.**

Pour PARIS et pour les DÉPARTEMENTS **bonification** *du* **transport.**

Auteuil.	» 60	Enghien, 1/4.	» 50	Plombières. .	» 75
Alet.	1 »	Evian.	1 40	Pougues . . .	» 90
Balaruc. . . .	1 40	Friedrichshall. .	1 25	Pullna	1 80
Baréges. . .	1 10	Forges. . . .	1 »	— 1/2. . .	1 25
Birminstorff.	1 40	Heilbrunn. .	2 »	*Saint-Alban.	» 45
Bonneleau. .	» 75	Hombourg. .	1 25	*St-Galmier. .	» 45
Bonnes. . . .	1 »	Iwoniez. . .	2 »	St-Pardoux. .	1 »
— 1/2. .	» 80	Kissingen . .	1 25	Saxon.	1 50
— 1/4. .	» 60	— 1/2	» 75	Schwalbach.	1 25
Bondonneau.	» 80	Bitterwasser	1 »	Schwalheim.	» 90
Bussang. . .	» 65	Labassère 3/4	» 90	Sedlitz. . . .	2 »
Carlsbad. . .	2 »	— 1/2	» 75	— 1/2. . .	1 50
Cauterets. . .	1 10	— 1/4	» 65	Seidschutz. .	2 »
— 1/2. .	» 90	Marienbad . .	2 »	Seltz.	» 90
Challes. . . .	1 25	Mont-Catini. .	2 »	— 1/2. . . .	» 60
Chateldon. .	» 85	Mont-Dore. .	1 25	Sermaize. . .	» 90
*Condillac. . .	» 50	— 1/2	1 »	Soultzbach. .	» 75
Contrexeville	» 90	— 1/4	» 75	*Soultzmatt. .	» 60
Cransac. . . .	1 20	Nauheim. . .	1 25	Spa.	1 25
Cusset. . . .	» 80	Niederbrunn.	1 30	Vittel.	» 80
Ems.	» 90	Orezza. . . .	1 »	Vals.	1 20
Enghien. . .	» 90	Passy.	» 90	Weilbach . .	1 »
— 1/2. .	» 70	Pierrefonds. .	» 80	*Vichy.	» 80

VICHY ***Eau**, toutes les sources. . . . . **80** cent.

Pastilles digestives de **Vichy**. . . . . { la boîte de 62 gr. » 70 ; — de 125 gr. 1 25 ; — de 250 gr. 2 »

Sel naturel extrait des sources de **Vichy** . . . { Pour boissons, le pot capsulé. 4 » ; Pour bain à domicile. . 2 »

www.ingramcontent.com/pod-product-compliance
Ingram Content Group UK Ltd.
Pitfield, Milton Keynes, MK11 3LW, UK
UKHW021151230726
13926UKWH00001B/43

9 782013 606998